Blampignon.

MÉMOIRE

SUR

LE CHOLÉRA-MORBUS

ÉPIDÉMIQUE

De Troyes, en 1832;

Par J. N. A. BLAMPIGNON, DE MÉRY-SUR-SEINE,

D. M. M. ET DOYEN DES MÉDECINS DE TROYES.

Chaque exemplaire est revêtu du seing de l'Auteur.

AVIS AU LECTEUR.

Ce Mémoire sur le Choléra-Morbus épidémique de
Troyes aurait dû paraître à son époque. Je l'ai envoyé
à Paris, vers la fin du mois de Mars 1833 (1), à l'Académie royale des Sciences, qui l'a jugé digne du concours pour le prix de Médecine Monthion (2). J'avais
lieu de penser qu'il serait bien accueilli par la Commission des Médecins spécialement chargés d'en faire
l'examen et le rapport, et qu'il obtiendrait une mention honorable ; j'attendais ce suffrage pour publier
mon travail ; mais vaine a été mon attente ! La Commission a gardé, à mon égard, le silence le plus ab-
solu, commandé, peut-être, par des motifs secrets
personnels. Dès-lors, inquiet sur le sort de mon ou-
vrage, qu'on avait dit être *égaré* (3), je me suis adressé

(1) Reçu, du 28 Mars 1833 : Institut royal de France, bureau
du Secrétariat, signé Cabdot.

(2) Lettre du 8 Avril 1833, signée Dulong, Secrétaire perpétuel de l'Académie royale des Sciences.

— Dans les Annales de la Médecine physiologique, 4ᵉ Nᵒ,
Avril 1833, M. Broussais, membre de l'Institut, dit : *On remarque,
dans les ouvrages adressés pour concourir aux prix Monthion, un
Mémoire sur le Choléra-Morbus par M. Blampignon.*

— Lettre du 19 Août 1833, de M. Arago, Secrétaire perpétuel de l'Académie des Sciences.

(3) Lettre du 11 Janvier 1834, de M. le Baron G... de R...

— Lettre du 28 Janvier 1834, de M. Julia de Fontenelle.

au Président de l'Académie des Sciences pour m'as-
surer du fait ; il me fut répondu officiellement qu'il
avait été renvoyé au concours de 1834 (1). Eh bien !
qui pourrait croire que la nouvelle Commission médicale n'en a fait, dans son rapport sur ce concours,
nulle mention (2) ? Elle aurait dû, ce me semble,
émettre un jugement motivé : favorable ou non, ç'eût
été un acte de justice et l'accomplissement d'un devoir
de conscience ; je n'aurais pas aujourd'hui à me plaindre
de l'étrange silence du docte Aréopage médical, qui me
rappelle celui imposé par Pythagore à ses disciples ; il
voulait qu'ils fussent instruits avant que de parler : voilà,
probablement, pourquoi les illustres Docteurs-acadé-
miciens sont restés muets ; ou plutôt, ne serait-ce pas
la crainte de compromettre leur *toute-science* et leur
dignité académique, s'ils faisaient aux Médecins de
province *l'honneur* de s'occuper de leurs écrits et d'y
répondre ? Mais, *de minimis non curat Prætor ;* que
sais-je, moi, Médecin champenois ! Quoi qu'il en soit,
je me vois forcé, dans l'intérêt de la science et de la
santé publique, de soumettre ce Traité *ex professo* sur
le Choléra-Morbus épidémique, aux lumières et au
jugement impartial des Médecins vraiment dignes de
ce nom. Je désire qu'il subisse l'épreuve d'un examen
sévère et d'une critique raisonnée, sur ce qu'il a de

(1) Lettre du 3 Février 1834, signée FLOURENS, Secrétaire
perpétuel, etc.

(2) Lettre du 8 Juin 1835, signée FLOURENS, Secrétaire perpétuel de l'Académie.

défectueux et sur ce qu'il laisse à désirer ; sans réclamer
l'indulgence à laquelle je pourrais avoir droit, eu égard
au zèle, au dévouement, aux sacrifices, au désinté-
ressement dont j'ai fait preuve à Troyes pendant toute
la durée de l'épidémie, et enfin aux succès éclatans et
très-nombreux que j'ai obtenus par ma méthode : tous
faits de notoriété publique, attestés par le Maire de la
Ville, dans un certificat dûment légalisé, en date du
27 avril 1833, et adressé à l'Académie des Sciences,
pour être joint à l'appui de ces assertions dans mon
Mémoire. Voici la copie fidèle de ce certificat :

« Nous, Maire de la ville de Troyes, Chevalier de
» la Légion d'honneur, certifions, 1° que M. Blampignon,
» Docteur-Médecin à Troyes, a fait, spécialement et en
» grande partie, le service médical auprès de la classe
» indigente de l'une des sections de cette Ville et d'une
» partie d'une autre pendant toute la durée du Choléra
» à Troyes ;

» 2° Qu'il a fait, en faveur des orphelins des cholé-
» riques décédés, l'abandon entier de l'indemnité qui
» lui avait été allouée, tant pour les services rendus
» que pour médicamens fournis, par lui, jusqu'au jour
» où il a eu connaissance que le Conseil municipal
» faisait fournir, par les Pharmaciens de cette Ville,
» les médicamens nécessaires aux cholériques indigens ;

3° Que, sur 150 à 170 individus atteints de cette
» maladie, un seizième environ a succombé ;

» 4° Et que, malgré son âge et sa faible constitution,
» il n'a pas cessé un seul jour de porter les secours de
» son art aux malheureux cholériques et autres ma-
» lades.

» En foi de quoi, nous avons délivré le présent, tant
» pour témoigner notre reconnaissance à M. Blam-
» pignon, que pour servir et valoir ce que de raison.
» Troyes, le 27 Avril 1833. Signé PAYN, etc. »

Je dois déclarer que c'est bien à regret que je me
suis décidé à révéler moi-même des actes de bienfai-
sance que tout Médecin, *ami de l'humanité*, eût faits,
comme moi, dans ces temps de calamité publique.

Dois-je espérer que cet *Avis au Lecteur* me justifiera
à ses yeux d'avoir tardé jusqu'à présent à publier ce
travail qui n'a pas tout-à-fait perdu le mérite de l'à-
propos; et, en effet, le fléau épidémique ne continue-t-il
pas ses affreux ravages dans quelques villes des pro-
vinces du midi de la France? Son retour dans diverses
contrées qu'il a déjà désolées, et son invasion dans
celles que jusqu'ici il a épargnées, ne sont-ils plus
à craindre? *Judica me, et discerne causam meam.....*

MÉMOIRE

SUR

Le Choléra - Morbus épidémique de Troyes ;

(Invasion le 11 Avril, et cessation le 20 Août 1832) ;

PAR J. N. A. BLAMPIGNON, DE MÉRY-SUR-SEINE,

D. M. M. ET DOYEN DES MÉDECINS DE TROYES.

« Cognitio morbi est materia remediorum.
HIPPOCRAT. *de Flatib.*, §. I. IV.
« Æstimatio causæ morbum solvit.
CELSUS, *de re medicâ*, II. »

IL n'est pas de médecin qui ne sache qu'avant d'entreprendre le traitement d'une maladie, il faut connaître non simplement son nom, mais son caractère, son génie et ses causes, d'après les symptômes qu'elle présente et les phénomènes qui en émanent. C'est aussi un point de doctrine thérapeutique, que toute méthode curative doit être fondée sur cette connaissance, que le praticien ne devrait jamais perdre de vue. Or, ne serait-ce pas à l'oubli de ce précepte qu'est due la divergence d'opinions et la diversité de traitemens parmi même les hommes de l'art les plus célèbres, surtout lorsqu'il existe des maladies épidémiques ?

Dois-je dire que ces réflexions peuvent s'appliquer à la plupart des auteurs d'écrits divers publiés à Paris sur le choléra-morbus épidémique, où il a si long-temps exercé ses ravages ? Je n'ai pas dessein ici de censurer les opinions émises par ces écrivains, non plus que leurs moyens curatifs ; je ne veux qu'exprimer le regret de n'avoir pas trouvé dans ces écrits un plan de traitement de cette terrible maladie, appuyé sur l'observation et l'expérience, qui pût nous servir de règle et de guide à nous autres médecins de province alors menacés de son invasion prochaine. Et en effet, le choléra, qui avait en mars envahi la capitale, a éclaté à Troyes le 11 avril suivant.

Cette maladie, dont j'avais déjà vu en décembre, janvier et février précédens quelques cas isolés, devint alors pour moi l'objet d'une étude assidue à laquelle je me suis livré dans l'isolement et le calme (1), au domicile de la classe indigente et de celle aisée. Je vais donc décrire la maladie telle que je l'ai vue, observée, et traitée dans tous ses degrés et formes variables, pendant toute sa durée dans la ville de Troyes.

Afin de procéder avec ordre et lucidité dans la description du choléra-morbus épidémique, il est essentiel que je le divise en trois degrés ou phases distincts, et tel qu'il s'est présenté à mon observation-pratique.

Je commence par les prodromes.

L'invasion du choléra, qui a lieu ordinairement la nuit, s'annonce par un malaise général, la pesanteur de tête, l'anorexie, des borborygmes, une petite diarrhée plus ou moins fréquente, inodore, précédée de quelques faibles coliques ; les déjections sont séreuses, grisâtres-laiteuses, mêlées de flocons ressemblant à du riz cuit assez clair ; il y a sensibilité intérieure de la région épigastrique, quelques nausées, éructation, apparence d'indigestion, vomissement des alimens contenus dans l'estomac, lassitude insolite des membres, surtout des cuisses ; léger refroidissement à l'extérieur du corps, etc.

______

(1) On concevra facilement que je me sois trouvé dans une position favorable pour observer, quand on saura que les médecins de Troyes n'ont depuis nombre d'années vécu en bon accord entre eux, et que je m'étais chargé de traiter seul et gratuitement les malades de la classe malheureuse d'une paroisse de la ville, et par surcroît, d'une partie de la paroisse contiguë, auxquels j'ai fourni, pendant les sept premiers jours de la maladie, le médicament que j'avais présumé être le remède principal et approprié contre la maladie régnante. On m'avait, d'ailleurs, laissé ignorer que l'administration municipale faisait fournir, chez les Pharmaciens, les médicamens nécessaires aux cholériques indigens.

Cet état morbide dure deux ou trois jours, excite peu ou point l'attention des individus qui l'éprouvent ; ils vaquent encore à leurs travaux. En général, ainsi débute le choléra ; il m'est certain que c'est la maladie commençante ; car je me suis convaincu que cette affection morbifique, si elle est abandonnée à elle-même, ou traitée inconvenablement, fait des progrès qui ne laissent aucun doute à cet égard. En effet, dans l'espace de douze, vingt-quatre ou trente-six heures se développent les phénomènes suivans :

1er DEGRÉ. Tous les symptômes précités offrent plus d'intensité. Il y a pâleur du visage, teinte livide au bas des paupières inférieures, faiblesse générale, perte totale de l'appétit, par fois fausse faim, anxiété épigastrique, soupirs plaintifs, dépression ou gonflement passager, insensible de l'épigastre, de l'ombilic ; selles plus fréquentes, plus copieuses, et précédées de légères tranchées jusque-là inodores ; les déjections sortent avec promptitude et comme par fusées du tube intestinal ; on y trouve souvent des vers lombrics vivans, quelquefois aussi dans les humeurs gastriques rendues par les vomissemens ; le pouls est faible, petit, inégal ; il y a pesanteur de tête à la partie frontale, étourdissemens, pâtosité de la bouche, peu ou point de saburre sur la langue, besoin fréquent de boire, rareté des urines ; affaiblissement de la voix, abattement de l'esprit et des forces physiques qui oblige le malade à garder le lit ; vertiges, défaillance, lipothymie, insomnie ou sommeil fréquemment interrompu par des rêves désagréables ; froid des pieds, tiraillemens des muscles des jambes, parfois des bras, mais, plus ordinairement, ce sont des crampes aux doigts et aux orteils ; les muscles du col, du dos, des mâchoires n'en sont pas toujours exempts ; il y a refroidissement de toute la surface du corps, et peu de chaleur dans la cavité abdominale ; enfin, une teinte de cyanose aux ongles et sur les doigts, etc.

Ces symptômes varient en intensité selon l'activité ou la virulence de la cause efficiente de la maladie, la constitution, le tempérament, l'âge, les maladies antécédentes, l'état moral de l'individu atteint, la température de l'atmosphère, et ses variations, etc.

Dans ce degré du choléra, si, dès son début, une médication appropriée a été mise en usage, ou bien qu'elle le soit sans différer, et assez à temps, la nature, alors aidée dans ses efforts, établit au quatrième ou au cinquième jour, à compter de celui de l'invasion, une réaction critique salutaire, dans laquelle (comme dans un paroxisme fébrile ordinaire), succède à l'accès de froid celui de chaud, suivi de la sueur; et, en effet, on voit une chaleur progressive se répandre sur tout le corps du cholérique, le visage se colorer, ses traits s'épanouir, se ranimer, la teinte cyanique s'effacer et disparaître des doigts, d'alentour des paupières; le pouls reprendre de la vigueur, de la plénitude; la respiration devenir plus libre; les nausées, l'anxiété, les tiraillemens ou les crampes des extrémités cesser peu-à-peu; enfin, trois ou quatre heures après, se prononcer de douces moiteurs, puis des sueurs très-abondantes qui mettent fin au dévoiement, au vomissement, et d'une fétidité comparable à celle de poisson en putréfaction, qui affecte très-désagréablement l'odorat du malade. Cet état de crise persiste trente-six ou quarante-huit heures; quelquefois cette crise se fait en partie par les urines ou les selles, ou même par le vomissement d'humeurs gastriques exhalant l'odeur très-infecte dont je viens de parler; quelquefois aussi il y a éruption milliaire, et un ou deux petits saignemens de nez chez les jeunes gens; le sang est d'un beau rouge et inodore.

Dès ce moment, la maladie est jugée, selon moi, et commence la convalescence qui toujours est pénible et de quelque durée, à cause de la grande faiblesse et de la faim d'épuisement éprouvées par le cholérique; le moindre écart dans le régime de vie amène une rechute dangereuse, ou au moins retarde le rétablissement des forces.

Ce degré est à mes yeux le choléra confirmé (1), le type et le principe des deux autres degrés suivans; on en pourra juger. J'ai remarqué que, quand les crises n'avaient pas lieu,

(1) Parmi les nombreux cholériques atteints à ce premier degré, j'ai eu à traiter, dans ma maison, mes deux enfans et un neveu, âgés de quinze, dix-sept et dix-huit ans; ce qui m'a mis encore mieux à même de bien observer.

il s'opérait une dégénérescence de la maladie qui, dans le court espace d'une ou de deux heures, revêtait la forme soit de fièvre-aigue ataxique, soit celle de fièvre-lente ataxique avec prostration de forces : ce qui me parait constituer deux phases ou degrés différens qui demandent, chacun, une médication très-modifiée.

2e DEGRÉ. On l'a désigné par le nom de *Période œstueuse*. Je l'attribue à une réaction violente et excessive de la nature contre l'activité du délétère cholérique, qui, dans ce cas, parait agir à l'instar des poisons minéraux ; activité augmentée soit par une médication trop stimulante et pertubatrice, soit par la suppression subite du dévoiement, au moyen des astringens, des toniques, du vin, des spiritueux, et autres agens irritans, tant internes qu'externes, ou enfin par des impressions vives de l'âme, v. g., la frayeur de la mort, le chagrin profond, le désespoir causé par la perte récente et soudaine d'un parent, d'un ami, etc. Ce que j'ai vu chez des sujets jeunes, vigoureux, sanguins et irritables, durant les chaleurs du mois de mai, en voici le tableau :

Face rouge, yeux très-animés, fixes et larmoyans ; bourdonnement d'oreilles, pulsation des carotides, gonflement des jugulaires ; fièvre-aigue, pouls plein, très-fréquent, mol, irrégulier, cédant à la pression du doigt ; chaleur excessive de tout le corps, peau sèche ou peu humide ; douleur et chaleur de la région abdominale, rétraction de l'ombilic, spasmes de l'estomac ; langue blanche, peu desséchée, tremblotante, soif ardente, cardialgie, vains efforts pour vomir ; haleine chaude, respiration précipitée, très-gênée, ou oppression de la poitrine ; trismus, déglutition des boissons difficile et convulsive ; crampes très-douloureuses des muscles des jambes, alternativement du dos, du col, etc., qui arrachent aux malades des gémissemens, des hauts cris ; puis, jactations, agitations convulsives ; sueurs au front, au col, à la poitrine, aussitôt refroidies qu'apparues ; déjections alvines supprimées, urines nulles ; délire, suffocations, hoquet ; tout-à-coup la cyanose se répand sur la surface du corps, et la mort vient, en quatre, six ou huit heures au plus, terminer cette scène affreuse, et la putréfaction s'empare du ca-davre.

Je dois faire observer que ce degré du choléra varie d'in-tensité, de gravité et de durée ; que souvent ses attaques sont subites, et que sa terminaison n'est pas toujours fa-tale, mais qu'elle devient favorable, s'il survient des sueurs générales et des saignemens de nez.

3ᵉ DEGRÉ. On lui a donné le nom de *Période algide* ou *cyanique*. Je le considère comme l'effet du défaut d'ac-tion de la nature médicatrice affaiblie, et pour ainsi dire épuisée, soit par la diarrhée fréquente, abondante et pro-longée pendant plusieurs jours, soit par une médication débilitante, et autres causes semblables. Le délétère épi-démique semblerait agir ici d'une manière sédative, analogue à celle des poisons végétaux stupéfians, particulièrement sur les personnes d'une constitution faible et délicate, les valé-tudinaires, celles d'un âge déjà avancé, et surtout la classe ouvrière mal nourrie, mal vêtue, et logée insalubrement dans des lieux bas et humides.

Il présente la réunion d'une affection ataxique, sans fièvre, et de la cyanose ou maladie-bleue (1). Ses symp-tômes sont les suivans :

Couleur livide, bleuâtre, quelquefois même noirâtre de la peau, mais plus prononcée du visage, des mains et des pieds ; froid glacial de ces parties ; ongles bleus et crochus, ainsi que les doigts et les orteils ; refroidissement de tout le-

---

(1) La Mélasictère de Sauvages. (Nosolog. method.) — Le Puer cœruleus de Dehaen, etc.

Baumes de Montpellier (Cours de Pathologie), attribue cette maladie chronique, qu'il appelle espèce de scorbut, à un défaut d'oxigénation du sang : « Ce liquide, dit-il, passant en moindre quantité que de coutume dans les poumons qui sont pour ainsi dire affaissés ». Je pense, que, outre ce défaut d'oxigénation du sang dans le choléra épidémique, la cyanose, qui n'y est que symptomatique, provient également de la stâse du sang veineux dans ses vaisseaux et jusque dans ses plus petits capillaires où il tend à se coaguler ; et cela, par l'effet de l'affaiblissement ou asthénie du cœur et par le dépouillement de sa partie séreuse entraînée par des selles copieuses et très-fréquentes, espèce de flux colliquatif qui détourne le fluide lymphatique de ses vaisseaux, affaisse et dessèche, pour ainsi dire, le tissu-cellulaire et amène en peu de jours, chez les cholériques, oet amaigrissement extraordinaire, qui les rend presque méconnaissables.

corps ; face amaigrie , crispée ; yeux sans éclat , enfoncés
dans leurs orbites ; nez effilé et froid ; les paupières sont
comme échymosées , entourées d'un cercle noirâtre ; en un
mot , aspect hideux , cadavéreux ; extrême prostration de
forces , évacuations alvines très—rapprochées de matières
séreuses , blanchâtres , grisâtres et quelquefois sanglantes ,
très-fétides , et à l'insu du malade ; suppression d'urines ;
vomissemens ou efforts pour vomir ; expulsion de vers par
haut ou par bas , langue pâle , froide , aplatie ; respiration
lente , courte , et par intervalles , longues inspirations ;
voix très-faible , presque nulle , petitesse , lenteur, irrégularité du pouls à peine sensible , vermiculaire , ou sa disparition ; quelques crampes légères (1) ; quelques petites
sueurs froides , syncopes momentanées , itératives en peu
d'instans ; décubitus sur le dos , immobilité et presque im-
possibilité de se mouvoir et d'être mu , même doucement ;
sa tendance à se glisser vers le pied du lit ; stupeur , coma ;
la vie s'éteint insensiblement et paisiblement ; le malade
conserve toute sa raison jusqu'à sa dernière heure.

Telle cependant n'est pas dans tous les cas la marche , l'intensité et la gravité de cette phase ou troisième degré , qui a
des nuances variées ; sa durée n'est pas limitée , et sa terminaison n'est pas toujours funeste ; il offre des chances de guérison ; je m'explique : si le malade éprouve de petites sueurs
ou des moiteurs réitérées et chaudes , d'une odeur infecte et
de petits saignemens de nez, que le sang soit épais, noirâtre et
fétide, et que les vomissemens ou les nausées, et le dévoiement cessent ; le visage alors se colore , ses traits se rani-
ment, et les forces reviennent peu—à—peu ; la guérison s'ef-
fectuera au neuvième , onzième ou quinzième jour ; mais ,
quand l'issue de cette maladie doit être fatale , c'est l'affaire
de huit à douze heures au plus ; car quelquefois elle atteint
et frappe avec la rapidité de la foudre.

Maintenant , d'après le tableau des deux derniers degrés
ou *formes* du choléra-morbus épidémique , formes qu'il ne

____

(1) J'ai remarqué que les crampes et les douleurs sont moindres et cessent
au fur et à mesure que la tonicité et la contractilité de la fibre musculaire di-
minuent et se perdent : le malade, dans cet état, s'efforcerait en vain de sou-
lever et de soutenir sa tête sans l'aide d'un assistant.

prend qu'à raison de causes accidentelles, doit-on croire que ces phases soient des métaptoses ou des maladies différentes du premier degré, qui, selon mon opinion, est le choléra confirmé? Je ne le crois pas, quand je vois identité de cause productrice, succession et une sorte de filiation entre eux. J'ai en effet remarqué qu'au premier degré succédait quelquefois rapidement le deuxième chez les pléthoriques, ceux adonnés à l'intempérance, à la bonne chère, les jeunes gens, les personnes sujettes à des évacuations périodiques sanguines, retenues ou supprimées, ou dont le dévoiement a été négligé ou mal soigné avant et pendant le cours de la maladie ; tandis qu'au contraire, les enfans, les personnes débilitées par l'âge, les maladies antécédentes, la misère, etc., éprouvaient la transition du premier au troisième degré. J'infère de là que le deuxième et le troisième ne sont que des dégénérescences ou des formes du premier degré, et que la cause primitive étant essentiellement la même, ces formes ne changent en rien la nature ou l'essence du choléra, dont la différence des degrés relative à l'extérieur est de prime-abord assez reconnaissable à la couleur du visage, qui, dans le premier degré, est pâle ; dans le deuxième, est rouge ; et dans le troisième, est bleu, ainsi que les doigts, etc.

Il s'est encore manifesté une nuance de choléra qui, quoique très-faible, ne doit cependant pas être passée sous silence ; c'est ce que probablement on a appelé *Influence cholérique*. Elle a été remarquée à l'époque de la vigueur et de la recrudescence de la maladie : ainsi donc, dans quelques petites villes et villages, la plupart des habitans ont éprouvé de légers dérangemens des fonctions digestives, de l'inappétence, quelques borborygmes, peu de diarrhée, un certain malaise physique et moral, comme on en ressent à l'approche d'un orage par l'action du fluide électrique ; dans ce cas, la nature procurait, en deux ou trois nuits, la guérison de cette indisposition épidémique, par des sueurs spontanées ou provoquées au moyen de boissons délayantes et diaphorétiques. Quand ces sueurs avaient été assez abondantes, les atteints disaient avoir eu la *suette*, et être quittes du choléra.

Il vient à la suite de cette description une série de questions importantes auxquelles je vais essayer de répondre :

1re QUESTION. Y-a-t-il une différence essentielle et remarquable entre le choléra-morbus épidémique dont il s'agit et le choléra sporadique ou européen ? J'ai cette opinion ; elle s'appuie sur ce que celui-ci est sans fièvre ; que sa cause matérielle est évidemment de la bile ; que le foie et ses vaisseaux biliaires sont spécialement affectés ; qu'il ne se déclare que chez les sujets sanguins et les bilieux ; ne règne que ça et là dans la saison de l'été, dans les plus grandes chaleurs, même aussi en automne, dans les climats les plus chauds.

« Il est très-évident, dit *Cullen*, *Elémens de médecine-*
» *pratique*, *tome 2*, qu'il est l'effet de la chaleur de l'air
» qui augmente l'âcreté de la bile et en détermine une
» sécrétion plus abondante que de coutume ; » tandis que le choléra asiatique ou des Indes ne serait qu'une variété du précédent. *Cullen*, L. C. note de *Bosquillon*. Il est accompagné de fièvre, de soif, ou mieux désir de boire ; la nature des évacuations plus considérables par bas que par haut, est séreuse-muqueuse, on le croit étranger et insolite à nos climats ; il affecte de préférence les tempéramens lymphatiques, dans les temps, les saisons variables de pluie et de vents froids, et les lieux humides ; enfin, il est épidémique, c'est-à-dire qu'il attaque un grand nombre de personnes à la fois, particulièrement le peuple, sans distinction d'âge, de sexe, ni de profession ; il est dû à une cause commune et générale qui serait une altération des qualités de l'air atmosphérique.

Il est à propos de rappeler ici, d'après l'ancienne doctrine, comment se formeraient les épidémies. On sait que les quatre saisons de l'année ont chacune leur température propre, (en hiver règne le froid et l'humide, au printemps, le chaud et l'humide ; en été, le chaud et le sec ; en automne, le chaud, le sec, l'humide et le froid) ; que la température de chaque saison est la collection des températures diurnes ; que, s'il survient, dans la marche et le caractère des saisons, des intempéries avec excès et permanence, il en résultera une constitution météorologique,

qui, en prenant un mode stationnaire, formera la consti—
tution annuelle de l'air, une véritable constitution médicale
renfermant en soi la cause productrice des maladies populaires ou des épidémies, *magnæ epidemiæ* d'Hyppocrate.

2ᵉ QUESTION. Mais à quoi attribuer cette viciation de
l'air, capable de faire naître l'épidémie du choléra ? Je
me hasarderai à avancer que c'est à l'action continuée ou
à l'excès et à l'irrégularité des intempéries des saisons des
années 1830 et 1831, ainsi qu'à leurs produits en météores,
qui nous ont montré un caractère vraiment automnal,
qu'on devrait rapporter l'origine de ce fléau couvert du
masque du choléra ; Hyppocrate, dans son livre *de Humor.*
§. 5, a dit : *Mutationes temporum pariunt morbos, præ-
sertim maximæ.* — *Qualia sunt tempora, tales etiàm erunt
morbi et constitutiones ex ipsis.* L. C. *Bacon* (1), *Zim-
merman* (2), *Fouquet, de Montpellier* (3) et *V. Broussonet,
de Montpellier* (4) ont recommandé de rechercher le principe d'une épidémie actuelle, moins dans la constitution
présente de l'air atmosphérique que dans celle des saisons
précédentes ; V. *Broussonet, l. c.,* ajoute que *Sydenham*
plaçait la source des épidémies dans des effluves terrestres ;
et que *Raymon, de Marseille,* a démontré comment les maladies populaires suivaient l'ascension du soleil et par consé-
quent le dégagement des vapeurs terrestres, résultats d'une
suite d'intempéries, établissant la cause des épidémies.

Or, des observations météorologiques, quoique incom-
plètes, faites dans nos contrées, m'ont appris que, en 1830,
depuis la mi—avril jusqu'au 10 ou 12 juillet, il y eut des
pluies abondantes, quelques fortes chaleurs par intervalles,
et des orages qui occasionèrent le débordement des rivières et des inondations insolites (5) ; que la température

(1) De l'accroissement des sciences.
(2) Traité de l'Expérience, tome 2, page 326.
(3) Cours de Séméïotique.
(4) Elémens de Séméïotique, page 31 et suivantes.
(5) C'est par suite des inondations du Nil, rapporte *V. Broussonet, L. C.,*
page 55, que *Galien* a dit, *de Tempor. cap.* 4, que la Basse-Egypte est ravagée
par les maladies ; que la trop grande humidité amène la peste.
Lancisi en racontant l'épidémie de *Rome,* et *Ramazini* celle de *Modène,*
attribuent aux marais en évaporation et aux pluies excessives d'automne les
fièvres-tierces malignes qui régnèrent alors.

de l'automne de cette année-là et de l'hyver 1831 fut froide,
humide et brumeuse, à l'exception de quinze ou vingt jours
de gelée à deux reprises ; que la saison du printemps fut
la continuation des deux précédentes , à cela près de sept
ou huit jours consécutifs d'assez grandes chaleurs ; que les
inondations ont duré jusqu'en juillet ; que, dès le mois
de juin précédent, il avait paru cinq ou six jours de suite des
brouillards très-épais, infects, et des bruines qui ont été très-
fréquens en septembre, dans les mois suivans de 1831 et
partie de l'hyver dernier 1832.

La connaissance de ces saisons irrégulières, intempérées,
météorologiques, propres à produire une constitution épidémique , me conduit et m'autorise à placer dans ces
brouillards le principe du choléra qui a éclaté à Troyes et
ses environs. J'ai aussi remarqué qu'ils contenaient quelque
chose d'âcre qui irritait les yeux , les narines et le gosier :
cela n'a rien d'étonnant ; qui ne sait combien sont grave-
ment endommagés les végétaux et surtout les blés , lorsque
ces météores renferment des exhalaisons délétères ?

Je pose donc en principe qu'une quantité plus ou moins
grande ou active de ces vapeurs aériformes a dû nécessairement passer dans les organes respiratoires et aussi dans
les digestifs par l'acte de la respiration et à l'aide de la
déglutition des alimens et de la salive , et pénétrer par les
pores cutanés des habitans des pays qui s'en trouvaient
enveloppés. Or, il est vraisemblable que tous ceux soumis
plus ou moins long-temps à l'influence de cette atmosphère
brumeuse, ayant reçu le germe, le poison épidémique ,
renfermé dans le sein même de ces météores, ce germe
serait resté inerte dans les voies digestives, sans altérer la
santé ; jusqu'à ce que des circonstances particulières ou
accidentelles, telles que l'excès ou le changement brusque de
la température de l'air, la position des lieux (1), leur état de

(1) J'ai remarqué, en avril, qu'un côté d'une rue très-large, exposé au
nord-ouest, était seul envahi ; que le choléra avait attaqué de préférence les
femmes, les enfans de huit à quinze ans, les vieillards et des êtres qui avaient
en partage la faiblesse ; et, que l'autre côté de la rue, à l'exposition du
sud-est, le fut à son tour le 6 mai suivant : l'air était chaud, le ciel nuageux
et le vent sud-est ; que, dès ce jour-là, il y eut recrudescence de l'épidémie ;

2

d'insalubrité, l'idiosyncrasie des sujets, leur genre de vie, leur profession et leur état moral, aient développé ou fait éclater dans chaque individu, plus tôt ou plus tard, d'une manière plus ou moins grave ou modérée, la maladie épidémique, (chose inévitable); n'importe qu'il ait ou n'ait pas quitté le pays où il aurait reçu l'infection brumeuse. Je suis donc disposé à croire qu'une personne qui aurait été attaquée du choléra pourrait l'être une seconde fois, et plus, si elle se trouvait de rechef dans une même atmosphère brumeuse, les mêmes conditions hygiéniques réunies à des causes prédisposantes et déterminantes semblables.

3ᵉ QUESTION. D'après ce que je viens d'exposer, et bien que je sois d'ailleurs très-persuadé que les vents transportent au loin, dans leur sein, des miasmes et des émanations délétères, je laisse à d'autres à décider si les brouillards, auxquels j'assigne la cause productrice du choléra épidémique, auraient été poussés par les vents du nord et importés de l'Inde (1), de la Perse, en traversant la Russie, la Pologne, la Hongrie, l'Autriche, la Prusse et l'Angleterre, à Paris; delà à Troyes et dans nos contrées, où, durant le dernier semestre de l'an passé 1831 et le premier de cette année 1832, le vent du nord-ouest et du nord-est a dominé et établi une constitution remarquable par la température froide, tantôt humide et tantôt sèche de l'air.

4ᵉ QUESTION. Quelle serait la nature de ces vapeurs morbifiques? Il paraît impossible de résoudre ce problème; les plus savans chimistes de Paris n'ayant pu parvenir à découvrir, par l'analyse chimique qu'ils y ont faite dans

---

qu'elle a sévi avec plus de fureur et contre un nombre plus considérable d'individus des deux sexes, surtout ceux dans la vigueur de l'âge, dans presque tous les quartiers de la ville et lieux d'alentour, pendant quinze jours; et qu'alors, enfin, arriva successivement la décroissance. J'ajouterai, comme une particularité remarquable, que le fléau qui a exercé plus de ravages dans la classe pauvre, y a fait plus de victimes parmi les femmes que parmi les hommes.

(1) Si l'on en croit aux rapports des voyageurs, il règne tous les ans, dans l'Inde et la Perse, durant les mois de janvier et février, des brouillards épais et très-malsains, qui, probablement, seraient la cause efficiente du choléra, qui est dé nommé *Indien* ou *Asiatique*.

la plus grande force de l'épidémie, aucune altération des qualités constitutives de l'air atmosphérique d'alors, qui, je le présume, n'étant plus brumeux, n'avait plus rien d'âcre ni de méphitique appréciable.

5ᵉ QUESTION. Le choléra est-il contagieux ? Ou en d'autres termes, les émanations des corps des cholériques communiquent-elles la maladie d'individu à individu ? Je ne le pense pas ;

1°. Par la raison qu'elle ne paraît pas être de nature putride, et que la contagion proprement dite n'est que l'effet des miasmes et des effluves qui s'exhalent des animaux et des végétaux en putréfaction ; exhalaisons qui, ce me semble, doivent différer et par leur nature et par leurs effets sur le corps humain, des vapeurs aqueuses, telluriques et vaseuses.

2°. Parce que la presque totalité des personnes qui ont donné des soins assidus aux cholériques et habité au milieu d'eux, a été exempte des atteintes du fléau. Je citerai en outre l'exemple frappant d'un enfant, allaité par sa mère ayant le choléra dont elle mourut, qui ne gagna pas la maladie. Un autre fait irrécusable, qui milite pour la non-contagion, est celui d'une femme indigente, âgée de 31 ans, qui, attaquée du choléra au premier degré avec intensité, et alors enceinte de 4 mois, est accouchée à terme d'un enfant assez bien portant, mais d'une faible complexion. Si néanmoins on a vu des maisons entières en être attaquées simultanément ou successivement, n'est-il pas vraisemblable que cet événement serait dû à la prédisposition congéniale des membres réunis d'une même famille à contracter les mêmes maladies à raison de l'identité de tempérament ; et cela, nonobstant l'action des causes accidentelles et autres ?

6ᵉ QUESTION. Le choléra se propage-t-il par infection, comme la peste ? Je ne partage pas ce sentiment ; il me paraît plus vraisemblable que ces brouillards (n'importe d'où ils proviennent), en parcourant successivement, et dans presque la même direction, divers lieux où ils séjournent pendant un espace de temps plus ou moins long, y déposent le germe de la maladie cholérique ; tel doit être son mode de propagation d'un lieu à un autre.

7ᵉ QUESTION. Y aurait-il un préservatif contre le choléra ? J'oserais l'affirmer, s'il est vrai que, dans les brouillards que nous avons éprouvés, résidait la cause occulte, le *quid divinum* d'Hippocrate, cause génératrice des grandes épidémies qui agit sur tel ou tel système de l'économie animale. Le père de la médecine entendait, par ces mots, *quid divinum*, une altération, une affection de l'air excitée par l'influence des astres.

Or, le moyen de se préserver du choléra épidémique consisterait à éviter le contact de ces brouillards ; à rester chez soi dans des appartemens clos et inaccessibles à leur impression, à habiter des lieux salubres ; à ne point sortir à jeûn et à suivre un régime de vie sain et régulier. C'est probablement à ces moyens prophylactiques que les communautés, les pensionnats, les collèges, les familles aisées et riches, doivent, sans s'en douter, de n'avoir pas en général été frappés par le fléau, le choléra-morbus épidémique.

8ᵉ QUESTION. Enfin, à quelle cause attribuer la réapparition du choléra dans des localités que naguère il avait ravagées, par exemple, Londres, Vienne, Paris, etc.? C'est, je crois, à la reproduction des brouillards de même nature délétère, quel que soit le lieu de leur origine ; j'en ai vu encore plusieurs reparaître à Troyes, en mai et juin derniers 1832 ; du reste, on sait que l'air atmosphérique des grandes villes, de population agglomérée, et des terrains bas et humides ou marécageux, est presque constamment chargé de vapeurs insalubres, méphitiques ; que, dans leur sein, se forment les foyers de la plupart des maladies populaires, les Typhoïdes (1), les malignes ou ataxiques, les pestilentielles, les grandes et les petites épidémies ; que les pays circonvoisins, quelles que soient leur distance et leur salubrité, seront attaqués de ces maladies si ces exhalaisons malfaisantes y sont portées par

(1) Elles ont régné à Troyes et aux environs, en 1814, tout le temps qu'a duré l'occupation de nos contrées par les troupes étrangères.

le cours de l'air ou par le vent ; tandis qu'au contraire les localités dont le sol est mal sain en seront exemptes , si elles se trouvent à l'opposé du vent qui sert de conducteur à ces exhalaisons morbifiques , mais seulement jusqu'à ce que , changeant de direction , le vent les y apporte comme à l'improviste. On n'ignore pas qu'en général lorsqu'il existe une constitution médicale épidémique , les pays dont l'air est habituellement pur et le sol sec, éloignés des marais , des lacs , des étangs , des mares , des rivières ou cours d'eau presque stagnante , seront moins violemment ou très-faiblement atteints par les maladies qu'elle engendre , par la raison que celles-ci n'y trouvent pas un aliment comme dans les pays malsains.

Ces réflexions serviront peut-être à expliquer pourquoi le choléra-morbus épidémique a d'abord éclaté, en général, dans les grandes villes ; comment il s'est ensuite répandu, comme d'un point central dans les lieux d'alentour ; en aurait épargné quelques-uns et aurait reparu dans ceux qu'il venait de ravager.

Cette observation sur la formation et la propagation des épidémies , je l'avais déjà faite en 1807 pendant le règne d'une maladie épidémique des environs de Troyes, dite *Maladie de Moussey*, par une température chaude et humide de la saison de l'hiver, et sous l'influence de la constitution médicale annuelle catharrale. Cette maladie qui m'a paru appartenir à la classe des *intercurrentes* ou petites épidémies, *parvæ epidemiæ*, avait le caractère des fièvres tierces malignes ou ataxiques, insidieuses. Elle fut très-meurtrière chez la plupart des malades ; elle se montrait sous le masque d'une fluxion de poitrine, avec crachement de sang de deux jours l'un ; les saignées et le traitement débilitant y étaient très-préjudiciables ; j'en ai guéri les cinq sixièmes avec le quinquina en poudre et la serpentaire de Virginie. J'ai fait connaître , à cette époque, la maladie et son traitement dans un opuscule imprimé et publié à Troyes, sous le titre de *Dissertation médicale, etc., etc.*, année 1807.

Mais revenons au choléra ; je dis que sa cause efficiente serait un gaz, une sorte de virus pestilentiel qui a affecté les organes digestifs et leurs annexes, et que là est indubitablement son siège (1); qu'il y agirait, je le répète, à la manière d'un ferment sur les membranes muqueuses, musculaires de l'estomac et le canal alimentaire dont il trouble les fonctions, altère en même temps l'humeur du pancréas, celle des glandes nombreuses placées dans les parois des intestins, et dont il augmente promptement et successivement les sécrétions et les excrétions ; *ubi irritatio, ibi affluxus humoris*, disaient les anciens; il aurait aussi une action particulière sur le centre du système nerveux (2), en affectant d'abord les ganglions du grand nerf sympathique, les plexus solaires et le coronaire stomachique, etc., en viciant même le fluide nerveux, troublant l'ordre, la régularité des fonctions de ce système, comme le prouvent les crampes, etc.; en un mot, il porte une atteinte destructive au principe vital ; il affecte secondairement le système vasculaire sanguin, lorsqu'une partie des fluides gastriques, ainsi viciés, est portée par la voie d'absorption dans le sang, où il détermine un état d'effervescence, d'orgasme, d'agitation tumultueuse considérable et peut-être de phlogose putride ou dissolution imminente de ce fluide, mais, le plus ordinairement, un état tout opposé, celui de presque anéantir la circulation et les autres fonctions vitales.

Le PROGNOSTIC du choléra est généralement très-fâcheux, excepté au 1er degré. Il est presque toujours mortel quand l'attaque en est brusque et violente aux 2me et 3me degrés. Je me borne à ces assertions, ne voulant pas dépasser le but que je me suis proposé, celui de faire connaître mon opinion sur cette cruelle maladie épidémique et le traitement particulier dont j'ai fait usage depuis son invasion jusqu'à sa fin, c'est-à-dire, durant à-peu-près trois mois et demi.

(1) M. le Professeur Dupuytren fait consister le choléra, essentiellement, dans l'irritation des glandes de *Peyer* et de *Brunner*.

(2) MM. Delpech et Coste, de Montpellier, plaçaient le siège de la maladie dans les parties centrales du nerf ganglionnaire. M. le Professeur Broussais l'attribue à une irritation dans le canal digestif, qui réagit, dit-il, sur le système nerveux, mais sans indiquer la cause de cette irritation.

Quànt à **L'AUTOPSIE**, j'avoue n'avoir pas été à même
d'en faire ni d'assister à aucune : d'ailleurs, assez d'ou-
vertures cadavériques ont été faites à l'hôpital de Troyes,
dans l'espoir, sans doute, d'y découvrir la nature et la
cause de la maladie ; mais elles n'en ont laissé voir que les
effets et ceux de quelques causes formelles : au surplus,
les membres de la Commission de l'Académie royale de
Médecine, dans leur *Rapport et Instruction pratique sur
le choléra-morbus*, disent, page 8 : « Que les lésions in-
« ternes les plus constantes avaient leur siége dans la ca-
« vité abdominale, et spécialement sur les divers points
« du tube intestinal ; et, dans le plus grand nombre de cas,
« l'estomac a été le siége de lésions diverses ; qu'on l'a
« trouvé tantôt dilaté, tantôt contracté, conservant d'ail-
« leurs des quantités variables de la matière rendue par le
« vomissement ; le cœur et les gros vaisseaux, gorgés d'un
« sang noir, assez semblable à de la gelée de groseilles, etc. »

Je devrais maintenant parler du traitement que j'ai em-
ployé ; mais je crois nécessaire, avant de l'exposer, de
déclarer que, peu satisfait de ce que j'avais lu sur le choléra épidémique des régions du nord, dans des rapports,
mémoires, observations, etc., qui n'avaient laissé dans
mon esprit que vague, incertitude, confusion et obscurité
relativement à la nature, au génie, aux causes de la maladie, à ses divers modes de traitement et à leurs résultats ;
je pris alors la résolution, quelques mois avant son irruption à Paris, de consulter sur cette matière plusieurs auteurs en médecine (1) qui ont écrit sur les épidémies, le
choléra sporadique, les fièvres malignes ou ataxiques et
les pestilentielles ; j'eus lieu de reconnaître que le choléra
épidémique offrait dans ses trois degrés la plupart des
symptômes caractéristiques de ces maladies, contre les-
quelles ils recommandaient l'emploi des alexipharmaques
et surtout celui de la *thériaque* : dès-lors, je jugeai, par
analogie, que cette préparation pharmaceutique pourrait
bien être le remède principal et approprié contre le re-

---

(1) Voir, à la fin de ce Mémoire, les notes extraites des ouvrages de ces
écrivains.

doutable fléau qui se jouait de tous les efforts des méde—
cins qui avaient à le combattre. Dans ces entrefaites, j'ai
rencontré dans le cours de ma pratique, vers la fin de dé—
cembre 1831, dans le courant de janvier et de février
1832, trois cas isolés de choléra indien ; le premier, très—
grave et foudroyant, se montra sous la forme d'une affection maligne *syncopale*, à la suite de la suppression d'un
dévoiement séreux-muqueux existant depuis dix jours, sans
avoir été soigné. Le malade, sexagénaire, périt en moins de
deux heures.

Les deux autres cas étaient modérés, ils m'offrirent l'oc-
casion favorable d'employer les alexipharmaques ; les deux
sujets atteints guérirent en quelques jours.

Une fièvre remittente-maligne *comateuse* frappa tout—à—
coup une femme de mon voisinage, âgée de 57 ans, qui,
depuis plusieurs jours, éprouvait une diarrhée cholérique :
cette malade que je ne vis qu'une fois, et en l'absence de son
chirurgien qui prit et traita cet accident subit pour une
apoplexie sanguine, mourut le cinquième jour.

Ce petit nombre d'observations et ces succès peu impor-
tans, quoique insuffisans pour fixer mes idées sur le fléau
épidémique, ne m'indiquèrent pas moins la voie que j'avais
à suivre, celle des écrivains dont je venais de compulser
les ouvrages, au lieu d'essayer sans examen et sans réflexion
des dix ou douze traitemens différens, opposés et infructueux de plusieurs médecins célèbres de la capitale ; ainsi
donc je recueillis et mis à profit tout ce qui pouvait me
conduire à la connaissance réelle de la maladie, à me créer
une méthode de traitement basée sur les indications prises,
1°. de la nature de la maladie ; 2° de son siége ; 3° de ses
temps ; 4° de la constitution de l'air ; 5° des remèdes employés, *a remediis juvantibus et lœdentibus ;* 6° de l'état des
forces du malade ; 7° de son âge ; 8° de son sexe ; et 9° de
son état moral, etc. ; ainsi que l'ont enseigné *Galien* (1),
Vallésius (2), et *Barthez, de Montpellier* (3).

-----

(1) Method. Med. Lib. 7 ad 14.

(2) Method. Med.

(3) Prælect. Thérapeut.

Or, en réfléchissant sur l'ensemble des symptômes caractéristiques du choléra-morbus épidémique ; tels que diarrhée subite, abondante, très-fréquente de matières séroso-muqueuses (1) avec expulsion de vers par haut ou par bas, borborygmes, flatuosités, sensibilité, embarras de l'estomac, défaillance, irrégularité, faiblesse du pouls, décoloration de la face, vertiges, froid de tout le corps, surtout des extrémités, teinte cyanique, tiraillemens et crampes; en y réfléchissant, dis-je, je crus voir que j'avais à traiter, non une maladie inflammatoire locale, je veux dire une gastro-entérite (2), ni le choléra ordinaire, le sporadique, mais une affection cholérique séroso-muqueuse (pituiteuse, selon le langage des anciens), compliquée de fièvre ataxique ou maligne et d'une sorte de *pestilence*, dont le siége existait dans les organes digestifs, et la cause efficiente était un délétère inconnu.

Les indications à remplir m'ont donc paru consister dans l'emploi des moyens qui tendent à corriger et adoucir la virulence de la matière morbifique ; à en favoriser modérément l'évacuation spontanée (3), par les selles et les pores de la peau ; à entretenir les forces vitales ni trop en

(1) C'est ici le lieu de déclarer que, par des informations exactes, j'ai acquis la certitude, que, parmi le grand nombre de cholériques que j'ai traités, tous, sans exception, avaient le dévoiement ou l'avaient eu, et que, les accidens graves ou subits, dans lesquels je les ai vus, pour la première fois, étaient dûs à sa suppression intempestive ou à son cours trop prolongé par manque de soins convenables.

(2) L'inflammation de l'estomac et des intestins a ses signes propres, tels que tension, douleur vive, fixe de l'estomac et à l'entour du nombril, qu'augmente la pression la plus légère, et *constipation. Lieutaud, Cullen, Selle, Buchan,* etc.
Voici ceux du choléra-morbus épidémique qui le distinguent de la gastro-entérite : douleur moins vive, passagère, spasmodique de ces viscères, et qui n'augmente pas par le toucher ; *diarrhée subite, excessive,* tiraillemens douloureux des membres et crampes des extrémités ; amaigrissement très-rapide en quelques jours, au point de rendre méconnaissables les cholériques, etc. Comparez.

(3) *La Gazette médicale, celle des hôpitaux et le Journal de médecine et de chirurgie pratiques* rapportent, sous la date du mois de mai, etc., que, MM. Desgenets, Récamier, Gayol, Baudeloque, Jadelot, Husson, Guéneau de Mussy, Andral, Alibert, Biett, Alph. Sanson, Duméril, Bricheteaux, Blanc, Patrix, Delpech, Cornac et autres célèbres médecins, ont obtenu de grands avantages de l'ipécacuanha, de l'émétique, du sulfate de soude et de l'huile de ricin, administrés dès le début de la maladie et même dans

deçà, ni trop en delà de l'état naturel ; à prévenir ou calmer les mouvemens déréglés des nerfs ; en un mot, à mettre en état d'agir la nature médicatrice, qui, dans les affections pestilentielles, sait éliminer, par l'émonctoire cutané, le venin meurtrier.

Il importe de dire que de la célérité ou de la négligence à recourir aux remèdes convenables dépendent la gravité et l'issue favorable ou défavorable de la maladie ; et que cette maxime, *principiis obsta*, etc., ne m'a jamais paru être d'une vérité plus évidente et d'une application plus rigoureuse et plus certaine que, dans le début du choléra, et à son 1er degré, afin de l'empêcher d'arriver, par ses progrès et sa tendance, à l'un des deux autres degrés que j'ai signalés.

« *Curatio morbi naturam ostendit.* »

J'arrive au TRAITEMENT du 1er degré du choléra, me rappelant cette vérité, reconnue par tous les médecins-praticiens, que, dès le début d'une maladie, il faut recourir aux remèdes et ne pas attendre, parce qu'il est trop tard quand le mal a fait des progrès.

« Principiis obsta, serò medicina paratur,

« Cùm mala per longas convaluêre moras. »

Ovid. de Remed., v. 71.

celui de la période algide, pour combattre les vomissemens et la diarrhée. Les succès de ces médecins d'un mérite si distingué se conçoivent et sont faciles à justifier ; ils avaient jugé que la cause matérielle du choléra épidémique subsistait *en partie* dans un foyer saburral gastrique, et qu'il y avait indication d'en débarrasser les voies digestives, afin de faire avorter la maladie. C'était une indication rationnelle ; Hippocrate a dit : *Incipientibus morbis, si quid movendum videatur, move ; vigentibus enim quiescere melius est. Aph. 27, lib. 2.*

Il n'y a pas de doute, du moins dans mon esprit, que cette médication par les évacuans, dès les premiers jours de l'attaque, aurait été suivie d'un résultat plus constant et plus avantageux, si elle avait pu suffire à détruire *ipso facto* l'affection organique des membranes du tube digestif et des organes secrétoires des sucs gastriques, qui continuaient d'en fournir d'âcreté semblable, et dont l'impression sur les mêmes viscères occasionnait ou entretenait les mêmes accidens, moindres, à la vérité ; et jusqu'à ce que la nature médicatrice, à l'aide d'autres moyens curatifs appropriés, eut expulsé, par des crises favorables et suffisantes, le poison qui a causé la maladie, et eut changé le mode anomal d'action de ces organes.

C'est pourquoi, dès que j'étais consulté ou appelé pour quelqu'un pris de la diarrhée séroso-muqueuse, accompa- gnée de tous ou de plusieurs symptômes de la maladie commençante ou confirmée, je prescrivais de suite les boissons tempérantes, adoucissantes et légèrement aci- dulées et carminatives, diaphorétiques propres à corriger l'âcreté du flux cholérique, à le calmer et le modérer. C'était de l'eau de riz édulcorée avec le sirop de gro- seilles ou de limons, du thé, du bouillon de laitue, d'o- seille et de cerfeuil, fait par infusion, de l'infusion de menthe sucrée au goût du malade, qui alternait ces bois- sons toutes les demi-heures ou trois quarts-d'heure. J'or- donnais, en même temps, en épithême sur le creux de l'estomac, et de la dimension d'un écu de six livres, deux ou trois gros de thériaque étendue sur du sparadrap de diachylon gommé ou simplement sur de la peau, que le malade devait conserver jour et nuit jusqu'à sa guérison, et renouveler dès qu'il était détruit ou perdu. Je faisais prendre aussi par la bouche 18 à 24 grains de cette même thériaque (1), soit à sec et boire immédiatement après, soit délayée dans une petite tasse d'eau de riz ou d'infusion de thé refroidie et sucrée, toutes les deux à trois ou quatre heures de distance, selon la fréquence et l'abon- dance des selles ; 10 ou 15 doses au plus de ce médicament suffisaient pour le traitement. Leur premier effet était de

---

(1) Je ne manquais jamais d'en avoir sur moi plusieurs doses prêtes, au besoin, pendant tout le cours de l'épidémie, et de tranquilliser le moral du malade, en m'efforçant de lui persuader qu'il n'était pas attaqué du choléra, ou qu'il ne l'avait pas d'une manière dangereuse.

La *thériaque* est, selon le Codex pharmaceutique de Paris, dernière édition, un composé de substances hétérogènes, de diurétiques, d'amers, d'astringens, d'aromatiques, de carminatifs, d'anti-spasmodiques, d'adoucissans, de dia- phorétiques, de cordiaux, d'absorbans, d'opium, de vin d'Espagne et de miel. L'expérience-pratique des médecins anciens et modernes a constaté les pro- priétés de cet électuaire. Il est alexitère, cordial, tonique, stomachique, astringent, diurétique, diaphorétique, etc.

Or, si l'on considère ses propriétés diverses et chacun des élémens mor- bides qui constituent le choléra-morbus épidémique, ne semble-t-il pas rai- sonnable de penser que cette bizarre préparation peut bien être le remède, l'antidote de cette affreuse maladie contre laquelle a lutté, par des moyens divers, avec peu de succès, la science de la plupart des médecins même les plus éclairés et les plus instruits de toutes les régions et de tous les pays que ce fléau a parcourus, et dont il a, pour ainsi dire, décimé les populations.

faire cesser peu-à-peu les vomissemens, les nausées et
même la fréquence des déjections alvines ; si l'estomac
rejettait de suite deux doses de cette substance, ce qui
arrivait très-rarement ; dans ce cas, je faisais administrer
le médicament à double dose délayé dans un demi-lave-
ment d'eau de mauve et de fleurs de sureau, répété trois
ou quatre fois par jour. J'ordonnais, lorsque le malade
était alité, qu'il eût constamment aux pieds une bouteille
de grès remplie d'eau bouillante et enveloppée d'un linge
double, aspergé ou humecté d'eau chaude vinaigrée (trois
parties d'eau sur une de fort vinaigre) ; et en même temps
sur toute la région abdominale, l'application de fomentations aqueuses ou émollientes bien chaudes et exprimées,
recouvertes d'une serviette en quatre doubles, chaude
et sèche, qu'on entretenait au même degré de chaleur ;
mais, lorsque les sueurs commençaient à s'établir, les fomentations humides étaient enlevées et remplacées par de
sèches et chaudes, afin que celles-ci absorbassent ces sueurs
qui étaient ordinairement abondantes et d'une odeur très-
infecte.

Quand le malade ressentait des tiraillemens de muscles
et des crampes, je prescrivais le beaume tranquille en
frictions, à la dose d'une petite cuillerée à café, sur
les membres douloureux et également sur le ventre lorsqu'il y avait contraction spasmodique ; ce liniment me
réussissait toujours assez bien contre chaque douleur re-
naissante.

Je donnais avec succès, au moment même de l'effervescence, douze grains d'yeux d'écrevisses en poudre dé-
layés dans une cuillerée à bouche de sirop de limon pour
arrêter le vomissement ; ce symptôme, quand il n'était
que l'effet du spasme, cédait à la 2ᵉ ou à la 3ᵉ dose et
aux boissons froides ; mais, s'il était occasioné ou entre-
tenu par la présence des vers dans l'estomac (et c'était
chez presque tous les enfans cholériques qui les sentaient
remonter à l'ésophage) ; je leur donnais à avaler le mé-
lange d'une cuillerée à bouche d'huile d'olive et d'autant de
sirop de limon ; les pauvres prenaient sans répugnance
deux cuillerées à bouche d'huile de chenevis dans un

verre de lait froid ; rarement j'avais besoin de répéter cette mixture pour les délivrer du foyer vermineux qu'ils rendaient bientôt par le haut ; dès-lors, j'avais la satisfaction de voir tout danger disparaître, et la maladie se terminer en peu de jours par la guérison.

Durant toute la maladie, la diète la plus stricte était observée ; ce n'était que dans la convalescence qu'il était accordé quelques bouillons de viande de bœuf et de veau, épaissis avec de la crême de riz, de la semouille, de la fécule de pommes de terre, quelques petits morceaux de chocolat que le convalescent laissait fondre dans sa bouche, un ou deux échaudés dans le cours de la journée avec de la gelée de groseilles ; et, pour boisson, de l'eau vineuse sucrée ; et autres alimens solides et fluides de facile digestion donnés en petite quantité et par gradation.

Comme il arrivait le plus ordinairement que le convalescent était incommodé par des flatuosités et la constipation, alors j'ordonnais contre les restes de la maladie quelques tasses d'infusion légère de menthe ou de mélisse ou de fleurs de camomille-romaine, et des demi-lavemens émolliens avec addition d'un demi-gros de thériaque et d'une forte cuillerée à bouche d'huile de ricin ou de chenevis ; mais, s'il n'y avait que de la sensibilité des intestins, les lavemens étaient composés simplement d'une décoction émolliente et d'une tête de pavot.

Cette médication, lorsque le choléra est parvenu au 2ᵉ degré ou qu'il y a une tendance manifeste, a besoin d'être modifiée. J'ai dit que cette phase ou dégénérescence devait être attribuée à une trop forte réaction de la nature contre la cause matérielle de la maladie, soit que cette réaction se développe dans l'accès de chaud du paroxisme fébrile du 1ᵉʳ degré de choléra, et par manque de sueurs critiques qui éliminent le poison cholérique, soit que la réaction éclate inopinément par l'effet des causes accidentelles énoncées plus haut.

Quoi qu'il en soit, le caractère phlogistique qu'offre alors la maladie, joint aux symptômes de malignité ou d'ataxie, indique assez qu'il faut recourir à une médication formée d'une combinaison d'anti-phlogistiques, de tempérans et d'alexitères, pour combattre cette fausse pléthore *raréfactive*, causée par le spasme, modérer la violence de la fièvre et la virulence du délétère.

TRAITEMENT DU 2ᵉ DEGRÉ. C'est pourquoi, dès l'imminence de cet état de choses, je cessais l'usage intérieur de la thériaque, et faisais prendre en place, toutes les demi-heures ou les trois quarts-d'heure, une cuillerée à bouche de la potion ci-après, mêlée dans une petite tasse de tisane de chiendent, d'orge et de réglisse ou d'eau de riz légère; dans les intervalles, de l'infusion de mélisse édulcorée avec du sirop de groseilles ou de limons; je prescrivais en même temps des frictions de baume tranquille, à la quantité d'une cuillerée à café, sur toute la région épigastrique et ombilicale, et répétées selon le besoin; immédiatement après, des fomentations émollientes sur ces parties et des lavemens d'eau de laitue et de mauves.

POTION.

Prenez : Aq. lactuc. sativ. destill.
Aq. meliss. simpl. destill. } de chaque 2 onces.

Nitri puri in pulv.................... 1 scrup.

Syrup. è limone.................... 6 gros.

Syrup. diacod.................... 1/2 once.

M. S. A.

Si les accidens inflammatoires ne cédaient pas peu-à-peu dans l'espace de quatre à cinq heures, et que le malade fût jeune, fort et sanguin, ou d'un âge déjà mûr, d'une bonne constitution et sujet à des évacuations sanguines périodiques, retardées ou récemment supprimées, il était alors indiqué et nécessaire de recourir à l'application des sangsues à l'anus. Je suis très-persuadé que, employées à propos et dans cette circonstance, en proportion convenable, eu égard à l'urgence, à la gravité des symptômes et aux àutres circonstances de la maladie, ainsi qu'aux conditions physiques individuelles, les sangsues peuvent contribuer efficacement à faire cesser, ou au moins, à modérer les contractions spasmodiques des gros vaisseaux sanguins artériels et vëineux contenus dans la région épigastrique (1), centre d'action d'où naissent tous les désordres tumultueux et effrayans des systèmes nerveux et musculaires de l'économie animale ; à apaiser l'orgasme du sang, à en rendre libre le cours. Il n'est pas douteux que, dans ce désordre de la circulation, le sang doit refluer vers la poitrine et la tête, et y déterminer des congestions sanguines, et également dans la cavité abdominale. Or, pour les prévenir ou pour les détruire, lorsqu'il s'en est formé, c'est à l'anus et non ailleurs qu'il serait indiqué, d'après les règles de la doctrine des fluxions, de pratiquer ces sortes d'émissions sanguines ; mais je pense que ces moyens, soit comme révulsifs ou dérivatifs, seraient infructueux contre les congestions sanguines déjà formées dans le cerveau ou la poitrine ; et qu'ils ne seraient pas plus utiles s'ils étaient employés sur ces mêmes parties au moment que des fluxions de ce genre s'y établiraient. En définitive, je dois dire que, parmi le grand nombre de cholériques que j'ai traités, je n'en ai rencontré que six atteints à ce deuxième degré ; chez eux la diarrhée avait été arrêtée inconsidérément ; trois de ces malades ont été guéris à l'aide des moyens que je viens d'exposer, et sans aucune application de sangsues. Je regrette que l'état d'agitation et de convulsion dans lequel j'ai trouvé les trois autres, brusquement attaqués et qui ont succombé au bout de dix ou douze heures, m'ait rendu impossible l'emploi des lavemens et des émissions sanguines locales et générales. Voilà les seuls cas de choléra au deuxième degré qui se soient offerts à mon observation pratique.

Enfin, le troisième degré ou phase du choléra demande

---

(1) C'est dans cette région, comme on le sait, que se trouvent le tronc de la veine-cave, celui de l'aorte descendante et sa distribution connue sous le nom de *trépied de la cœliaque*, se divisant en trois branches, l'une à l'estomac, l'autre au foie, et la troisième à la rate.

une méditation spéciale et tout oppossée à celle du degré
précédent, à raison des signes particuliers qui le carac-
térisent ; refroidissement de la périphérie du corps et froid
glacial des extrémités supérieures et inférieures , faiblesse
très-notable de l'action du cœur, suspension apparente
de la circulation et de la respiration , disparition du pouls,
couleur livide et bleue de la face , des mains et des pieds ;
évacuations séreuses-muqueuses, excessives et multipliées,
prostration extrême des forces, syncopes momentanées et
fréquentes , affection soporeuse , etc.

De cet appareil de symptômes découlent naturellement
les indications qui suivent :

Remédier par l'emploi des cordiaux et des alexipharmaques les plus puissans, à l'épuisement des forces et à
l'extrême faiblesse des nerfs ; ranimer les fonctions vitales
par les stimulans les plus actifs ; rappeler la circulation
du sang et la chaleur à la surface et aux extrémités du
corps ; combattre et détruire , par les alexitères , les diaphorétiques, etc., la virulence de la matière morbifique ;
en un mot, rendre à la nature l'énergie nécessaire pour
expulser le délétère cholérique.

TRAITEMENT DU 3ᵉ DEGRÉ. En conséquence, lorsque
j'avais à traiter un cholérique à ce degré, soit que l'attaque fût brusque, soit qu'elle fût une dégénérescence,
mon premier soin était de faire préparer sur-le-champ
des fomentations à l'eau bien chaude, animée par l'addition d'un peu de vinaigre ou de quelques gouttes d'eau de
Cologne, dans laquelle on trempait des linges doubles qu'on
exprimait fortement ; ou bien ces fomentations se faisaient
au moyen de tuiles chaudes enveloppées de linges hu-
mectés par aspersion de cette même eau, pour être appli-
qués sur toutes les extrémités inférieures jusqu'au-dessus
des hanches et sur tout l'abdomen, entretenues et renou-
velées au même degré de chaleur jusqu'à ce que la chaleur naturelle fût rétablie dans toutes ses parties ; les
mains étaient enveloppées de pareilles fomentations ; et,
comme dans le premier degré du choléra, un emplâtre de
thériaque était le plus tôt possible et même de prime-abord,

posé sur le creux de l'estomac; et j'administrais une dose de cet électuaire délayée dans une demi—tasse d'eau su—crée froide; une heure après une seconde dose, en attendant que la potion ci—après formulée fût apportée de chez le pharmacien; j'en faisais prendre une cuillerée à bouche dans égale quantité ou dans deux cuillerées d'eau de riz refroidie, d'heure en heure ou à une plus grande distance, selon que l'exigeait l'état de faiblesse du malade et la gravité de l'affection; j'ordonnais, dans l'intervalle des cuillerées de la potion, quelques demi—tasses d'infusion de menthe, sucrée, plus que tiède, et d'eau de riz acidulée avec du sirop de groseilles framboisé. Ces boissons étaient données alternativement.

POTION.

Prenez : Aq. menthæ piperit. destill. . }
de chaque, 2 onces.
Aq. cardui-bened. destill. . . }

Aq. theriacal. . . . . 1 gros et demi à 2 gros,

Syrup ether. acet. . . . . . . 1 once,

M. S. A.

Je continuais l'usage de cette potion jusqu'à l'apparition de sueurs modérées ou fortes moiteurs critiques; j'en ré—duisais la dose à une demi—cuillerée quand le malade com—mençait à en ressentir un peu trop de chaleur dans l'es—tomac; et je la supprimais tout—à—fait lorsqu'il témoignait ne la plus prendre avec plaisir: ce qui m'était un indice et un augure favorable de sa guérison prochaine. Les crises qui avaient lieu ne s'opéraient pas toutes les fois, ni dans tous les cas, par les sueurs exclusivement, mais souvent en partie par les urines et de petits saignemens de nez qui allégeaient entièrement la tête; le sang était d'un rouge foncé noirâtre, exhalant une odeur très—fétide dont se plaignaient les malades eux—mêmes; dès—lors, ils ne de—mandaient et ne voulaient que des boissons froides.

Mais, comme il restait presque toujours après la ter—minaison de la maladie un état de mobilité des nerfs, ainsi

qu'un certain malaise et de faiblesse d'estomac, je prescrivais la potion suivante, à la dose d'une cuillerée à
bouche, trois fois par jour, le matin, à midi et le soir,
même aussi dans le courant de la nuit.

POTION.

Prenez : Aq. meliss. simpl . destill.. 2 onces et demie,
    Aq. naph. optim. . . . . 1 once.
    Aq. cinnamom. hord. . . . . demi-once.
    Laudan. liquid. sydenh.. . . 24 gouttes.
    Syrup. kin.. . . . . . . 1 once à 1 et demie.
  M. S. A.

Le traitement de la convalescence était, à peu de chose
près, le même que celui des deux degrés précédens ; il était
subordonné aux forces digestives et aux habitudes con-
tractées par le malade, en l'état ordinaire de santé.

Telle est la médication dont j'ai fait usage contre cette
phase du choléra , appelée *période algide, choléra bleu;*
et le résultat que j'en ai obtenu fut que, sur trente-deux
cas de cette espèce vus ou traités par moi, onze malades
ont succombé victimes, les uns subitement ou en quelques
heures, et les autres soit en traitement, soit en convalescence ; c'étaient presque tous des êtres plongés dans l'in-
digence, d'une mauvaise constitution, ou d'une santé dé-
tériorée, languissante, âgés de 49, 50, 60, 65, 68 ; deux
de 74 ; deux de 76 ; un de 79 et un enfant de 3 ans.

Le chiffre total des décès causés par l'épidémie, d'après
les déclarations des gens de l'art au bureau de l'état civil
de la mairie de Troyes, serait seulement de 734 (1) sur
le nombre de 1804 atteints, nombre constaté d'après le
relevé du registre *ad hoc* de la préfecture. Or, sur 160 à
165 cholériques soumis à mon traitement, j'en ai perdu
14 (2) ; donc, ma perte n'est que dans la proportion de

(1) Il est de fait constant que la mortalité qui, depuis trois ans, n'était que
de 760 décès, s'est élevée, en 1832, à 1532.

(2) Dans ce nombre de 14, je comprends quatre cas foudroyans et trois
autres ordinaires qui avaient été traités par des confrères, et délaissés *in
extremis.* La position tout-à-fait désespérée dans laquelle j'ai trouvé ces sept
cholériques, ne réclamait ni secours ni visite ; car la nature et l'art y étaient
impuissans.

2 sur 24, tandis que celle des confrères serait de 2 sur 5. Ce sont là des faits dont la vérité et l'exactitude sont faciles à vérifier.

Maintenant, il me reste à parler des affections morbides qui se sont manifestées pendant le règne de l'épidémie, entre autres des attaques de nerfs simulant, par plusieurs de leurs symptômes, le choléra, et causées, par l'appréhension de ce fléau, l'impression des odeurs fortes de toutes les substances dont la crédulité aveugle s'était entourée, les croyant des préservatifs infaillibles contre la maladie; c'était du camphre, de l'acohol camphré, du vinaigre aromatique, du chlorure de chaux, de sodium, du vinaigre en vaporisation, des vapeurs de genièvre en combustion, etc., etc.

J'ai vu plusieurs exemples de cette affection nerveuse, que, à tort on a nommée *choléra de la peur*, puisqu'elle manquait d'un des symptômes caractéristiques et essentiels, sans lequel le choléra épidémique ne saurait exister, je veux dire qu'il n'y avait aucune évacuation ni par haut, ni par bas; de matière seroso-muqueuse, évacuation qui est un signe pathognomonique, inséparable du choléra, à quelle qu'espèce qu'il appartienne; en sorte que, comme il est impossible de concevoir l'existence du choléra européen sans évacuation de bile, il l'est également d'admettre que cette affection, purement nerveuse, soit une variété du choléra épidémique.

Pour obtenir la guérison de ce *prétendu* choléra épidémique produit par la *peur*, il ne s'agissait que d'employer les anti-spasmodiques, les opiacés et les éthérés et surtout de calmer l'imagination exaltée et l'esprit craintif de ces malades; néanmoins, ce n'est pas que la peur qui s'empare d'un individu atteint du choléra ne puisse aggraver et même rendre mortelle sa maladie; mais que cet agent moral, *la peur*, soit par lui-même capable de produire le choléra sans la préexistence du délétère ou poison épidémique dans les organes digestifs; cela me paraît hors de toute vraisemblance : j'en dis autant des autres émotions vives de l'âme, la crainte, la frayeur, le chagrin, la mélancolie, l'amour, la colère, etc., dont on n'ignore pas la grande influence qu'elles exercent sur les causes des maladies populaires et sur leur terminaison qu'elles ne peuvent que rendre funeste. Il en serait de même des agens physiques ; l'air insalubre des localités et des habitations , les miasmes et les exhalaisons putrides animales et végétales, enfin , les fautes de tout genre contre les préceptes hygiéniques ; joignons-y les prédispositions individuelles, qui peuvent avoir, je le crois , une influence malfaisante qui aide au développement du choléra épidémique et l'alimente, sans, pour cela, lui donner naissance. J'ai aussi remarqué que la constitution épidémique avait mis son empreinte sur les maladies de la saison , les fièvres gastriques, soit muqueuses , soit bilieuses, reconnaissables à la pâtosité, à l'amertume de la bouche, à la saburre blanchâtre ou jaunâtre de la langue et à des déjections de même couleur et de nature semblable, etc. Le remède curatif était tout simplement des bouillons aux herbes, fait par infusion et rendus laxatifs par quelques gros de sel végétal, ou aidés dans leur action par quelques grains de rhubarbe en poudre et de crême de tartre , et pour boisson, de la décoction d'orge, de chiendent, de racines de taraxacum et de réglisse, alternée avec quelques tasses ordinaires d'infusion de menthe.

La rougeole, la petite vérole , maladies alors co-régnantes, ont également offert à mes regards le cachet de l'épidémie ; la première, dans sa période d'éruption , et la deuxième, dans sa période de suppuration ; alors il se faisait une rétropulsion de l'humeur exanthématique sous le tissu cutané ; elle s'y manifestait par l'enflure et des taches bleues et par des métastases très-funestes ou dangereuses sur le cerveau ou la poitrine, qui enlevaient en quelques jours le malade.

Enfin, j'ai observé le génie épidémique tenir sous son influence délétère les fièvres rémittentes , les intermittentes et les diverses affections organiques, soit aigues, soit chroniques, qu'il modifiait, compliquait et aggravait ; et que, quand il portait immédiatement son action sur les poumons, le cœur, le cerveau et leurs membranes, il produisait des maladies de poitrine catarrhales muqueuses, des affections syncopales, des apoplectiques, des comateuses, des fièvres cérébrales ou autres maladies larvées, ataxiques, insidieuses et pernicieuses, sous les signes caractéristiques de la lésion de l'organe respectif. Hippocrate nous a laissé un enseignement précieux, lorsqu'il a dit, au sujet des épidémies ; *Morborum omnium unus et idem est modus, locus verò ipse eorum differentiam facit, cùm sit tamen una species et causa eadem.* De Flatib.

Quant à ce qui concerne le traitement des maladies de ces organes, il m'a semblé qu'il devait être complexe et consister dans l'emploi des moyens propres à combattre le caractère ataxique et la diathèse muqueuse, en se conformant aux indications *à locis affectis*, données par la connaissance de l'organe malade et celle de la nature de ses fonctions. Toutes les fois donc que se déploient dans une maladie locale les signes d'une fièvre maligne, tels que prostration de forces, vertige, défaillance, irrégularité, lenteur et dépression du pouls et autres symptômes qui dénotent un certain état maladif des nerfs ou la faiblesse radicale du principe vital ; les toniques, les cordiaux et les anti-spasmodiques, sont indiqués nécessairement ; mais j'en exclus la thériaque, parce que je ne crois pas que cet alexipharmaque, dont la vertu, lorsqu'il est ingéré dans le tube disgestif, est spécifique contre certains spasmes, quelques flux diarrhéiques, et notamment dans le choléra-morbus épidémique (du moins à mon avis), puisse être utile, donné à l'intérieur contre les affections malignes des poumons, du cœur, du cerveau, etc. ; au reste, je pourrais rapporter à l'appui de ces assertions quelques observations, mais je me borne au fait de pratique suivant.

Vers le 18 ou 20 septembre dernier 1832, environ un mois après la disparition entière du fléau cholérique, un homme, âgé de 56 ans, jouissant d'une fortune aisée, d'un tempérament sec et nerveux, qui n'avait pas eu la moindre atteinte de choléra, se sentit pris un jour, le matin à jeûn et tout-à-coup, de vertiges, d'une extrème faiblesse, de lipothymies, d'une violente douleur de tête au front, d'anxiété à l'épigastre, de refroidissement de tout le corps et principalement des pieds, etc. Cet appareil de symptômes était accompagné d'un accès de fièvre lente qui prit le type rémittent avec redoublement tous les jours vers les 7 ou 8 heures du soir. Cette fièvre maligne cérébrale, que j'ai traitée par l'usage du sirop d'extrait de quinquina, de la serpentaire de Virginie, de l'eau de fleurs d'orange, du vin, de l'acide de citron et l'application d'épithèmes d'oxicrat sur le front et les tempes, s'est terminée heureusement au cinquième jour par des sueurs critiques ; la convalescence a été longue, en raison de la courte durée de la maladie.

En RÉSUMÉ : d'après toutes ces considérations, j'estime que l'épidémie qui a régné à Troyes et ses environs, mais qui, probablement, n'a pas différé de celle qui a parcouru plus de la moitié de la France, est une *fièvre rémittente-gastrique, muqueuse, ataxique, masquée sous la forme fallacieuse de choléra-morbus* ; ou si mieux on aime, *le choléra-morbus muqueux, asiatique*, ayant un caractère épidémique et accompagné d'une fièvre rémittente-gastrique, muqueuse, maligne ou ataxique ;

Que ce genre de fièvre est le fruit de la constitution froide et humide atmosphérique qui a prédominé depuis le second semestre de 1830, pendant presque l'année entière de 1831, jusqu'en mai 1832, et dont les élémens ont fait naître ou déterminé dans le système humoral du corps humain la diathèse pituiteuse des anciens, appelée *muqueuse* par les médecins modernes, et des affections de nature analogue ou plutôt du même genre : or, le propre d'une telle constitution médicale de l'air n'était pas d'en produire d'inflammatoires, à moins de supposer, de la part de la nature, une dérogation à ses lois générales et invariables ;

Que le mode stationnaire de cette même constitution médicale, froide et humide, l'a rendue épidémique ;

Et qu'un miasme *sui generis*, âcre et délétère, contenu dans les brouillards très-fréquens, denses et fétides, aurait vicié l'air atmosphérique et serait la cause efficiente et réelle du cholera-morbus épidémique. Ce sentiment que j'émets me semble tout aussi vraisemblable que celui des auteurs en médecine qui attribuent à la grande chaleur de l'air, à l'àcreté et à l'abondance de la bile le choléra-morbus européen, dans les saisons et les climats chauds.

Je dis qu'il est possible de se préserver du choléra-morbus épidémique, en évitant l'action des brouillards et en usant des précautions déjà recommandées ; mais j'ajouterai qu'il est impossible de se soustraire à l'action générale et commune de la constitution médicale épidémique, *muqueuse*, ataxique, prédominante de l'air atmosphérique.

J'assigne pour *causes déterminantes* ou *occasionnelles* du choléra dont il s'agit et de sa recrudescence, les variations et les transitions brusques de [la température de l'air, les écarts dans le régime de vie, les passions de l'âme, soit actives, soit sédatives.

Pour *causes prédisposantes* ou *individuelles*, le tempérament lymphatique, les affections dyspéptiques, la débilité de l'âge, la misère, la mauvaise alimentation, l'habitation insalubre, etc.

La *cause matérielle* consisterait dans l'altération des fluides gastriques en même temps que dans l'irritation du canal alimentaire, de ses membranes muqueuses et séreuses, ses glandes sécrétoires, ses vaisseaux lymphatiques exhalans et absorbans, et de ses appareils nerveux et musculaires ; dans toutes ces parties était le *siège* de la maladie.

La *cause formelle* était cette disposition *à priori* des viscères digestifs, qui a concouru avec la cause matérielle à produire le cortège effrayant des symptômes et des phénomènes du choléra-morbus épidémique.

Je dis que, à raison des causes et du génie de la maladie régnante, qui se rapportent à la constitution météorologique de la saison de cette époque et des saisons précédentes ; eu égard à sa nature, qui comprend le vice des fluides et des solides des parties affectées, la méthode générale de traitement du choléra-morbus épidémique devait consister dans l'administration des délayans, des tem-

pérans, des anti-spasmodiques combinés avec les cordiaux, les alexitères, les alexipharmaques, notamment la
thériaque et ses *préparations* ;

˹ Que cette méthode devait subir les modifications que
j'ai signalées plus haut, selon les temps, les degrés de la
maladie, l'âge, le sexe, le tempérament, les affections
antécédentes et l'état des forces du cholérique ; et qu'il est
très-avantageux de recourir, dès le début, à cette médication dont l'effet constant était de corriger, d'adoucir et
détruire en quelques jours la qualité vénéneuse des fluides
gastriques et d'arrêter la marche progressive de la maladie.

J'ai acquis la conviction intime, non pas seulement
d'après le témoignage des auteurs, mais encore d'après
ma propre expérience, que la thériaque et l'eau thériacale sont le remède le meilleur, le plus efficace, j'oserais
dire le spécifique, l'antidote contre le choléra-morbus de
cette espèce, en quelque sorte pestilentielle, et qui fait le
sujet de ce Mémoire. J'ai de plus remarqué qu'après chaque
dose de cet électuaire, ingérée dans l'estomac et parvenue
dans le tube intestinal, le malade ressentait bientôt un
mieux être qu'il avouait ; aussi, en prenait-il volontiers
quand il lui en était présenté, il en demandait même.

Je ne terminerai pas cet écrit sans exprimer mon opinion
relativement à l'emploi des sangsues et autres émissions
sanguines, soit locales, soit générales, dont il a été fait un
usage si multiplié et si considérable dans le traitement du
choléra épidémique. Je ne puis me défendre de déclarer
que je regarde ces saignées comme y étant nuisibles, sauf
néanmoins, quelques cas rares que j'ai précisés plus haut
et où elles pourraient être utiles. Je me vois forcé de citer,
en preuves de mon assertion, les effets funestes du traitement par les sangsues, adoptées et employées comme remède principal et indispensable, à l'hôpital de Troyes,
où un officier de santé paraît avoir dirigé le service médical contre le choléra-morbus épidémique, qu'il s'était
imaginé sans doute et prétendait être une *gastro-entérite*,
ou inflammation de l'estomac et des intestins grêles.

J'ai su, j'ai vu que cette médication, tant à l'hôpital qu'en ville, consistait dans l'application réitérée de beau‑coup de sangsues sur le ventre de tous les cholériques, à tout venant et indistinctement ; dans l'emploi des sai‑gnées, des bains à 3o et 3a degrés de chaleur, et celui de la racine de belladone en poudre, donnée à l'intérieur. Les autorités locales administratives savent très—bien que ce mode de traitement a été suivi d'une mortalité jour‑nalière, si prompte et si effrayante, que les autres malheu‑reux, qui ensuite se voyaient attaqués du choléra ou s'i‑maginaient l'être, préféraient rester et mourir sans secours dans leur demeure, que de se laisser emmener à l'hôpital.

Telles sont mes observations et mon opinion sur les causes, le génie, le caractère du choléra—morbus épidé‑mique de Troyes, de cette maladie si extraordinaire par la variété de ses symptômes, de ses phénomènes, de ses formes, ses anomalies, ses fluctuations, sa marche, sa pro‑pagation et sa réapparition ; en un mot, de cette espèce de peste. J'ai cru devoir les publier, non dans la vaniteuse intention d'acquérir de la célébrité, mais pour payer un tribut à l'humanité et à ma patrie ; en les soumettant, ainsi que la méthode curative qui m'a valu des succès très‑satisfaisans, incontestables et de notoriété publique, aux lumières et au jugement des médecins attachés à la méde‑cine dogmatique ; quant à ceux qui la dédaignent et la répudient, je prends la liberté de leur adresser ces vers d'Horace.

> Si quid novisti rectiùs istis,
> Candidus imperti ; si non, his utere mecum.

NOTES

EXTRAITES d'ouvrages de médecine qui ont servi à m'éclairer sur le diagnostic et la thérapeutique du choléra-morbus épidémique avant son irruption en France.

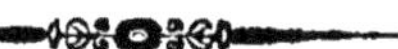

SENNERTUS, *de Febrib. ; de naturâ Pestilentiæ*, lib. IV, caput Iᵉʳ, page 634, recommande les alexipharmaques, la thériaque, et autres semblables; il s'exprime ainsi : « Si
» pestilentia in venenàtà qualitate aliquâ consisteret,
» alexipharmaca et in præservatione et in curatione pestis
» adhibentur, nimirùm theriaca et similia. »
Idem, *de caus. Pest. Febr. pestilent. et malign.* lib. IV, cap. IV, pag. 734.
Idem, *de Præservatione à Pestilentiâ*, lib. IV, cap. VII, pag. 794 et 808.
Idem, *de Curatione Febr. malign. in genere*, lib. IV, cap. IX, pag. 862.

RIVIÈRE, *Pratique de Médécine*, tòm. 2, liv. XVII, chap. Iᵉʳ. *De la Fièvre-pestilentielle*, pag. 860 et suiv.
« Il faut, dit-il, pendant tout le cours de la maladie, se
» servir des alexipharmaques, entre autres, la thériaque et
» l'eau thériacale. »
Idem, *Observat.* LXXVIII, *centur.* 3 *des Observ.* tom. 3, pag. 380. « Un choléra-morbus, en une fièvre-tierce-ma—
» ligne, thériaque, avec confection d'alkermès, dans un
» clystère. »
Idem, *centur.* 4, *Observ.* LIV. une fièvre maligne, pag. 459. « Les alexipharmaques, les épythèmes. »
Idem, *centur.* Id., *Observ.* LV. une fièvre maligne, pag. 460. « Eau thériacale. »

LIEUTAUD. *Précis de Médecine-Pratique*, tom. 1, pag. 460 et 468, après avoir décrit le choléra-morbus sporadique (le bilieux), dit que, « Cette maladie est
» quelquefois symptomatique des fièvres malignes et au—

» tres, et que ce n'est qu'après les sept ou huit premières
» heures qu'il est permis quelquefois de donner des forti-
» fians, tels que le diascordium, la thériaque, la confection
» d'hyacinthe.

Mais il recommande, tom. 1, pag. 67, « comme très-
» utile dans les fièvres malignes, les cordiaux et les alexi-
» tères, tels que le vin, la thériaque, les confections, etc. »
Il ajoute, page 81, « que, dans la peste, la thériaque et le
» vinaigre thériacal ont été employés avec succès le premier
» jour de la maladie ; et que, pour empêcher qu'elle ne
» devienne incendiaire (la thériaque), on la mêle avec
» des acides végétaux ou minéraux. Elle ne convient
» plus lorsque la fièvre est allumée. Il paraît que le
» venin pestilentiel a un mouvement déterminé vers la
» peau ; et que c'est l'unique moyen dont la nature se sert
» pour surmonter cette cruelle maladie. On ne doit ad-
» mettre que ce qui doit favoriser cette direction. »

BUCHAN. *Médecine-Domestique*, tom. 2, pag. 415 et
suivantes. *Du Chaléra-Morbus humide.* Dans la description
qu'il en donne, il ajoute : « On a vu des malades rendre cent
» selles en quelques heures ; ils maigrissent à vue d'œil ; et,
» au bout de trois ou quatre heures, si ces évacuations
» continuent avec la même violence, ils sont mécon-
» naissables. »

« A mesure que la maladie fait des progrès, le pouls
» baisse et souvent devient presque imperceptible ; les
» extrémités deviennent froides, elles sont prises de crampes
» et souvent couvertes d'une sueur froide. L'urine est sup-
» primée ; le hoquet est violent ; les faiblesses, les con-
» vulsions sont les signes d'une mort prochaine. »

« Parvenu au dernier degré, les doigts se courbent, les
» ongles sont livides ; le visage plombé ; vertiges, extinc-
» tion de voix ; battement des artères à peine sensible ; les
» convulsions, les étouffemens se succèdent avec rapidité ;
» efforts inutiles pour vomir ; et la mort vient mettre fin à
» tous ces accidens (1). »

(1) Voilà bien, si je ne me trompe, le *facies* du choléra-morbus épidémique
de Troyes dans sa période algide ou d'asphyxie.

Il conseille l'usage des calmans joints à des cordiaux, et
nommément de la thériaque, qu'il préconise comme
« presque le meilleur remède alexitère, tonique et stimu-
» lant que la médecine connaisse. T. 5. »

Il la recommande dans « les fièvres lentes nerveuses, à
» de petites doses, et à plusieurs reprises par jour, lors-
» qu'il survient un cours de ventre considérable, tom. 2,
» pag. 154 ; — en emplâtre sur le creux de l'estomac dans
» les vomissemens opiniâtres qui n'ont point cédé à la po-
» tion de *Rivière*, ni à l'infusion de menthe des jardins ;
» — daus la colique nerveuse, le vomissement occasioné
» par des affections nerveuses ou spasmodiques de l'esto-
» mac, le hoquet opiniâtre, les crampes de l'estomac, les
» vers des adultes et des enfans, tom. 2, pag. 396, 397,
» 438 ; tom. 3, pag. 541, 97, 104, 336 et 339 ; tom. 4,
» pag. 241. »

ROUCHER, de Montpellier, *Traité de Médecine-Cli-*
nique, tom. Ier, chap. VI, pag. 268 et suiv. *Du Choléra-*
Morbus bilieux. « Des praticiens, dit-il, qui ont observé
» le choléra-morbus dans nos contrées méridionales, savent
» que, de cent hommes atteints de cette maladie, à peine
» s'en est-il trouvé un chez qui la saignée ait été néces-
» saire. Si quelques médecins se sont permis quelquefois
» l'ouverture de la veine, c'est que le malade était fort,
» robuste, jeune, pléthorique, qu'il habitait un pays
» froid, septentrional, que le pouls était dur, plein et
» fréquent, que la face était colorée, la saison froide et
» sèche, et qu'il régnait alors des maladies inflamma-
» toires, ou qui en retenaient l'empreinte. A l'exception
» des cas rares et fortuits, il faut absolument s'interdire la
» saignée. »

Il condamne l'emploi des astringens, surtout au com-
mencement. « Pourtant, ajoute-t-il, quand la succession
» des vomissemens et des selles est trop rapide, et qu'elle
» entraîne l'abattement et la débilité des forces, la len-
» teur du pouls, et autres symptômes fâcheux, il faut re-
» courir à la potion anti-émétique de Rivière, à laquelle il
» associait trente gouttes de liqueur d'Hoffman, et deux
» drachmes de *thériaque* récente. *Baglivi* préconise beau-
» coup les vertus de ce remède donné en pareil cas, etc. »

Il rapporte, d'après *Iault*, « qu'il n'y a aucune maladie,
» excepté la peste et les maladies pestilentielles, qui tue
» aussi promptement, lorsqu'elle attaque surtout les en-
» fans et les vieillards. »

SELLE, professeur en médecine à Berlin, en parlant des
fièvres-malignes ou ataxiques, dont il attribue la cause à
des miasmes contagieux pestilentiels, pouvant, par une pro-
priété spécifique, affecter les nerfs, indique leur traitement, et de cette manière :

« Le traitement, dit-il, diffère suivant l'état des forces ;
» car si elles manquent de cette énergie qui est nécessaire
» pour expulser la matière, il faut venir à leur secours par
» *les fortifians et les alexipharmaques ;* mais si la sensibilité
» est trop grande, et qu'il en résulte un grand orgasme
» dans la circulation, on la calmera par les tempérans ap-
» propriés à ces fièvres, tels que la saignée, les bains, etc. »
Il cite à l'appui *Vogel* et *Pringle*, en ajoutant que, quand
» il existe une grande prostration de forces, il devient
» nécessaire de mettre en usage *les stimulans* les plus puis-
» sans, *les excitans*, *les cardiaques*, etc. D'après le té-
» moignage des meilleurs praticiens, plus la fièvre dépend
» d'un délétère pestilentiel, et plus les forces sont en con-
» séquence abattues, plus il est convenable d'employer les
» *diaphorétiques et les alexipharmaques ;* mais ces médica-
» mens seront préjudiciables dans la vigueur de la maladie,
» sans une grande prostration de forces, et qu'elle ne dé-
» pende pas de l'influence immédiate du délétère pesti-
» lentiel. La saignée sera infiniment d'autant plus nuisible,
» quand le délétère aura plus profondément affecté les
» nerfs ; on l'a vue le plus souvent être immédiatement
» suivie de l'affaiblissement du pouls et du délire ; ainsi on
» ne doit la pratiquer que dans les cas de pléthore.
» *Elémens de Pyrétologie méthodique*, trad. du latin,
» pag. 43, 146 et 256. »

Enfin, *Selle* partage le sentiment de *Brendel*, qui trouve
une analogie très-marquée entre la peste et les fièvres
ataxiques ou malignes ; il ajoute que « le traitement duquel
» on doit le plus espérer, et qui mérite la préférence, con-
» siste dans les vomitifs, les diaphorétiques et les car-

» diaques, auxquels on peut associer le quinquina, dont
» Chénot (Traité de la Peste) a éprouvé, et bien d'autres,
» l'utilité. *L. C.* pag. 266. »

CULLEN, *Elémens de Médecine-pratique*, tom. 1ᵉʳ,
pag. 415, 420 et suiv. (Note de Bosquillon.) *De la Peste.*
« Dans les Indes-Orientales et Occidentales, où les fièvres
» malignes sont souvent épidémiques, la peste n'y paraît
» jamais... La force sédative de la peste est telle qu'elle
» produit quelquefois tout-à-coup la mort. Quand il n'y
» a pas de réaction, la fièvre qui survient est du genre du
» typhus; elle est accompagnée de symptômes qui indi-
» quent la faiblesse du corps et de l'esprit. L'ouverture
» des cadavres a appris qu'elle détruisait le ton des fibres
» musculaires, et affaiblissait singulièrement la circulation.
» Le cœur est toujours large et relâché, les artères disten-
» dues et affaiblies; delà naissent des congestions dans
» l'abdomen, faute de force pour pousser le sang vers la
» surface. On trouve aussi de semblables congestions dans
» la tête et les poumons. Le cadavre des pestiférés conserve
» une telle flexibilité, qu'on peut en plier à son gré les
» pieds et les mains, et les chairs en sont flasques.
» Pag. 421. »

« Dans la fièvre lente nerveuse, il peut y avoir une
» diathèse inflammatoire ou un spasme qui exige la sai-
» gnée. Dans le cas d'une forte réaction (dans la peste)
» avec des symptômes inflammatoires, la saignée paraît
» être indiquée; mais l'affaiblissement survient tout-à-
» coup qui détermine les médecins à la rejeter. »

« Il peut y avoir des circonstances où la saignée est
» utile; mais, le plus souvent, elle n'est pas nécessaire, et
» elle peut même, dans beaucoup de cas, être très-nuisible.
» *L. C., pag.* 431 et 432. »

BARTHEZ, *de Montpellier.* « Dans les fièvres malignes, etc.,
» qui sont toujours accompagnées de faiblesse, le médecin
» doit chercher d'où vient l'abattement, si c'est d'une
» altération radicale des forces, comme dans une peste,
» après un poison; ou de leur distribution inégale, comme,
» dans le spasme, l'inflammation. »

« Dans le 1er cas, il faut recourir *aux alexipharmaques*
» *les plus spécifiques*, puis aux cordiaux, et employer à
» l'extérieur les huiles essentielles. »

« Dans le 2e cas, si la distribution inégale des forces
» est dûe à la réplétion, comme dans la pléthore, l'apo-
» plexie *ab ingluvie*, il faut la combattre par les évacuans
» appropriés. »

« L'indication de donner l'eau froide, qui se prend de
» la nécessité de tempérer et d'éteindre la chaleur fébrile,
» doit être modifiée par l'état des forces; elle serait donc
» nuisible dans les fièvres malignes. On peut dire que
» l'eau froide est avantageuse dans les fièvres graves,
» lorsqu'elle passe par les urines et par les selles ou qu'elle
» excite la sueur. » *Therap. Prælect.*

CHAMBON DE MONTAUX. *Tom.* 2, *chap.* 1, *pag.* 53 *et suiv.*
Traité de la fièvre maligne simple et des fièvres compli-
quées de malignité; dit que : « *Lancisi* prouve, par des ob-
» servations, que les miasmes délétères répandus subite-
» ment dans l'atmosphère, ont causé, dans quelques mo-
» mens, des maladies mortelles qui avaient des caractères
» de malignité extrême, ou même pestilentiels. *Cœlum itá*
» *afficiunt, ut morbidum fiat pestiferumque de noxiis*
» *palud. effluv.* »

« Dans les fièvres rémittentes malignes, il est d'avis
» qu'il vaut mieux prescrire aux malades des mixtures
» cordiales par cuillerées, d'heure en heure; telles sont
» les suivantes, *chap.* 5, *page* 363. »

Prenez : Diascord. sylvii. . . . . 1 gros et demi.
    Theriac. andromaq. . . . . 1 gros et demi.
    Syrup. è 5 rad. aperit. . . . . . . 2 onces.
    Aq. cardui-benedict. . . . . 6 onces.
   M.

« Cette mixture convient, ajoute-t-il, toutes les fois
» qu'avec l'affaissement extrême il se joint un refroidis-
» sement sensible des extrémités ou de la surface du corps.
» Elle est préférable, ou il faut la joindre au quinquina. »

Il emploie contre le vomissement dans les fièvres malignes la potion de *Rivière* suivante.

Prenez : Sal. absinth. . . . . 1 scrupule.

         Succi citrin. . . . . 1 cuillerée.

M. D. illicò.

« Dans la fièvre maligne inflammatoire, il faut observer
» que, si la pléthore est considérable, on ne peut pas se
» dispenser de tirer du sang ; mais, ajoute-t-il, il faut
» bien prendre garde que la raréfaction qui arrive ensuite
» dans les fluides n'est que pléthore *fausse.* »

« Il n'est point, dit-il, ailleurs, *tome 2, article XIV,*
» *page* 190, *des Cordiaux,* de médicamens qui aient paru
» mieux indiqués dans la fièvre maligne que les cor-
» diaux et les alexipharmaques ; aussi en a-t-on fait un
» grand usage dans tous les temps. La nature de la ma-
» ladie, sa conformité, à bien des égards, avec certaines
» pestes, et la morsure de quelques animaux vénéneux,
» guérie par ces remèdes, dût les faire regarder comme les
» plus utiles. »

Enfin, il rapporte, *page* 284, que *Baillou,* cite deux
observations de fièvre maligne, où il fit appliquer aux
malades sur la région de l'estomac *un cataplasme de mi-*
thridate et de thériaque, et leur fit donner pour boisson
l'eau thériacale avec *la thériaque,* les eaux cordiales, etc.
» *Baillou,* consil. med., lib. 1, cons. 84. »

Troyes, le 10 octobre 1835.

TROYES. — IMPRIMERIE DE SAINTON.

www.ingramcontent.com/pod-product-compliance
Ingram Content Group UK Ltd.
Pitfield, Milton Keynes, MK11 3LW, UK
UKHW021713130726
13696UKWH00004B/1800